REVISIÓN DE UNA SERIE PEQUEÑA DE CASOS CON SÍNDROME DE TAKO-TSUBO

Título: Revisión de una serie pequeña de casos con el Síndrome de Tako-Tsubo.

Primera edición diciembre del 2017.

Autor : Alicia Ruiz Cosío, especialista en medicina familiar y comunitaria.

Agradecimiento por su ayuda y colaboración a la Dra.Maria del Carmen Valero Díaz de la Madrid y al Hospital Universitario Marqués de Valdecilla,sede la revisión de este estudio.

ISBN: 978-1541230002

ABREVIATURAS USADAS CON MÁS FRECUENCIA:

AV: AURICULO-VETRICULAR

CNG: CORONARIOGRAFIA

CK: CREATINKINASA

ECG: ELECTROCARDIOGRAMA

ECO-TT: ECOGRAFIA TRANSTORÁCICA

EAP: EDEMA AGUDO DE PULMÓN

FA: FIBRILACIÓN AURICULAR

FE: FRACCIÓN DE EYECCIÓN

FRCV: FACTORES DE RIESGO CARDIOVASCULAR

HTA: HIPERTENSIÓN ARTERIAL

HVI: HIPERTROFIA VENTRICULAR IZQUIERDA

IMC: INDICE DE MASA CORPORAL

IAM: INFARTO AGUDO DE MIOCARDIO

IECAS: INHIBIDORES DEL ENZIMA CONVERTIDOR DE ANGIOTENSINA

IM: INSUFIENCIA MITRAL

MPS: MARCAPASOS

PCR: PARADA CARDIORESPIRATORIA

RX: RADIOGRAFIA

SCASEST: SÍNDROME CORONARIO AGUDO SIN ELEVACIÓN S-T

TCE: TRAUMATISMO CRANEOENCEFALICO

UARH: UNIDAD DE ALTA RESOLUCIÓN HOSPITALARIA

UCI: UNIDAD DE CUIDADOS INTENSIVOS

VI: VENTRICULO IZQUIERDO

INDICE

1. INTRODUCCIÓN

El síndrome de Tako-Tsubo fue descrito por primera vez en Japón por Sato y cols. en 1990 (1), como un síndrome de inicio agudo caracterizado por la presencia de dolor precordial de tipo anginoso acompañado de una elevación del segmento ST en el electrocardiograma, sin evidencia de obstrucción coronaria en la angiografía. Como característica principal aparece una disquinesia apical transitoria cardiaca del ventrículo izquierdo o "Miocardiopatía por estrés". Debe su nombre a la semejanza que adquiere el ventrículo izquierdo, cuando se produce el cuadro clínico, con el objeto japonés utilizado para capturar pulpos llamado Tako-Tsubo, (del japonés *Tako, pulpo y Tsubo, olla). N*ació como una entidad clínica independiente en julio del año 2001 con la publicación de una serie japonesa de 88 pacientes por Tsuchihashi y cols (2). En este año aparecen también publicaciones de autores occidentales. Hasta entonces se pensaba que este síndrome se relacionaba con una etnia oriental, en parte porque el diagnóstico aun pasaba desapercibido en países occidentales.

Es importante su correcta identificación, ya que se presenta como un cuadro que simula un infarto agudo de miocardio (IAM), pero con su evolución clínica, pronóstico y manejo terapéutico son distintos.

Su incidencia varía del 0,5-1% de los pacientes que ingresan con la sospecha de un síndrome coronario y no está restringida a determinadas áreas geográficas o grupos étnicos, ya que se ha descrito en todas las razas

(3). Ocurre mayoritariamente en mujeres, de mediana edad y con frecuencia está precedido por un estrés físico o emocional importante, o bien una circunstancia vital estresante, que actúa como factor desencadenante. Su etiopatogenia no está clara.

Cuando se describió el síndrome, se planteó como hipótesis del origen el espasmo vascular (4), pero sólo se ha demostrado el mismo (con pruebas de provocación) en el 30% de los casos. Posteriormente se han postulado otros mecanismos, entre los que destaca la miocarditis, la rotura de placas no obstructivas con trombólisis espontánea, las alteraciones microvasculares (5,6), las alteraciones anatómicas de la arteria descendente anterior (7), y las geométricas ventriculares (gradiente con obstrucción en el tracto de salida del ventrículo izquierdo) (8), así como la sepsis (9) y el más aceptado últimamente que es la toxicidad por niveles elevados de catecolaminas y neuropéptidos de estrés, ya que los niveles de catecolaminas en este síndrome son muy superiores a los que tiene los enfermos con un infarto agudo de miocardio clásico en Killip III (10).

La elevación de catecolaminas tiene un efecto directo sobre el miocardio y produce una constricción micro-vascular a través del receptor alfa. Esto podría sustentar la relación entre determinados factores desencadenantes y la aparición de la enfermedad, como el estrés psíquico (fallecimiento de un familiar, discusión con un vecino) o físico (padecimiento de asma, cirugía), el ictus, la hemorragia subaracnoidea, los traumatismos craneoencefálicos, o la presencia de un feocromocitoma (11).

El espasmo micro-vascular es otro mecanismo propuesto para explicar los cambios electrocardiográficos que se objetivan en este síndrome (3,24). El tono vascular coronario está regulado por múltiples factores neuro-humorales, en ocasiones el desajuste de estos factores puede originar vasoconstricción aguda e intensa de un vaso coronario (espasmo coronario) originando una isquemia miocárdica aguda reversible.

El mecanismo patogénico está lejos de ser dilucidado: espasmo de las coronarias epicárdicas, espasmo microvascular con disminución de reserva coronaria y disfunción endotelial o bien lesión miocárdica directa (sobrecarga de calcio mediada por AMP cíclico, radicales libres). Lyon y cols. (11) han postulado que dado que la acción de las catecolaminas circulantes ha de afectar globalmente al miocardio, este desequilibrio dependería de una densidad diferente en el número de adrenoceptores.

Las diferencias hormonales entre ambos sexos pueden justificar el predominio de esta enfermedad en el sexo femenino (13), de hecho, en modelos animales, ratas ovariectomizadas que recibieron suplementos de estrógenos fueron más resistentes al estímulo de estrés inducido, frente a las ratas que no recibieron estrógenos (12,21).

La "miocardiopatía por estrés", caracterizada por una descarga importante de adrenalina y noradrenalina si parece más relacionada con el síndrome de Tako- Tsubo (14). Sin embargo, la disfunción sistólica transitoria en relación con el estrés no es exclusiva del síndrome de Tako-Tsubo, ya que en la actualidad se están empezando a encuadrar otras enfermedades dentro de lo que genéricamente se conoce como cardiopatías de estrés.

Brevemente, en este grupo se podrían incluir las derivadas de patología intracraneal (hemorragias, ictus, traumatismos), feocromocitoma, neuroblastoma, administración exógena de catecolaminas, beta-agonistas, cocaína, anfetaminas, sepsis, procedimientos quirúrgicos, etc. (17)

Otros mecanismos incluyen las alteraciones en la micro-circulación coronaria (15) o la miocarditis, como proceso inflamatorio que afecta al miocardio en respuesta a la acción de agentes físicos, químicos o físicos, y que se caracteriza por un daño del miocardio temporal y reversible. La etiología infecciosa es más difícil de aceptar como mecanismo de este síndrome que es un proceso súbito con una rápida mejoría, dentro de las primeras 48 horas de evolución. Por último dentro de las causas se han descrito casos en pacientes con una arteria coronaria descendente anterior (DA) recurrente, que irriga una porción extensa apical con una lesión en la porción media del vaso, no visible angiográficamente pero si constatada en la ecografía cardiaca (15).

En cuanto a las manifestaciones clínicas del síndrome destaca el dolor torácico como la más frecuente. En la "miocardiopatía por estrés", hay casos en los que el dolor torácico no existe y en su lugar aparece disnea de reposo, o con el ejercicio físico, por lo que el diagnóstico se realiza sobre todo con las pruebas complementarias.

El dolor que se describe es centro-torácico o epigástrico, de duración variable, con o sin irradiación, y con o sin cortejo vegetativo. Estos síntomas son muy similares a los de un síndrome coronario agudo, lo que hace que el diagnóstico de Síndrome de Tako-Tsubo sea difícil y se pueda confundir con un infarto agudo de miocardio (IAM).

En cuanto a los criterios diagnósticos se han descripto múltiples criterios como los de Abe y cols. (18) (Tabla 1), o los de la Clínica Mayo que son los más empleados (19). Recientemente, en el año 2008, estos últimos se han modificado sutilmente (20). Se necesitan los cuatro criterios para realizar el diagnóstico (Tabla 2).

Tabla 1. Criterios de Abe

Criterios mayores
• Abombamiento apical con hipercontractilidad de los segmentos basales reversible. • Anormalidades del segmento ST en el ECG mimetizando infarto agudo de miocardio.
Criterios menores
• Estrés físico o emocional como factor desencadenante.• Elevación limitada de las enzimas cardíacas. • Dolor torácico.
Criterios de exclusión
• Aturdimiento miocárdico isquémico. • Hemorragia subaracnoidea. • Crisis de feocromocitoma • Miocarditis aguda • Taquimiocardiopatía

Tabla 2

Criterios diagnósticos de Clínica Mayo
1. Alteraciones transitorias de la contractilidad ventricular izda (disquinesia, aquinesia o hipoquinesia), con afectación apical o sin ella; extendiéndose mas allá del territorio de una arteria determinada. Ocasionalmente hay una situación estresante aunque no siempre.
2. Ausencia de enfermedad coronaria obstructiva o evidencia angiografica de rotura de placa aguda.
3. Nuevas alteraciones ECG o elevación modesta de la troponina.
4. Ausencia de feocromocitoma o miocarditis.

El ECG revela una elevación del segmento ST en la cara anterior en un 80-90% de los casos, más acusada en V4-V6 que en V1-V3. En el 25% de los casos aparecen ondas Q, que tras el período agudo desaparecen, y prácticamente la mayoría de los casos presenta desde el segundo día ondas T negativas en las derivaciones precordiales, junto con una prolongación del intervalo QT. Todas las anomalías del ECG son transitorias, aunque las referidas a la onda T pueden prolongarse en el tiempo (31).

La elevación enzimática de las enzimas cardíacas (troponina y creatínquinasa (CK)), son desproporcionadamente pequeñas para lo esperado por las alteraciones electrocardiográficas que se evidencian, y sólo están presentes en la mitad de los casos (2).

La alteración ecocardiográfica característica que define el síndrome es una forma de disfunción ventricular izquierda caracterizada por una hipoquinesia, aquinesia o disquinesia de los segmentos apicales cardiacos, con una hipercontractilidad de los segmentos basales. También se han descrito formas atípicas, entre ellas la afectación inferior o basal conocida como el Tako-Tsubo invertido, las formas medioventriculares (el ápex se contrae normalmente), o las formas biventriculares o de afectación exclusiva del ventrículo derecho, y aunque son menos frecuentes que la típica, se cree que comparten fisiopatología (20).

Esta disquinesia, puede observarse en la fase aguda y es típico que regrese a la normalidad entre la primera y sexta semana. La disfunción del VI encontrada es similar a la observada en la muerte cerebral y en la hemorragia subaracnoidea (HSA). Se han descrito en este síndrome alteraciones valvulares cardiacas como la insuficiencia- estenosis mitral y/o tricuspídea o la estenosis aórtica, pero no están en relación con la causa ni la evolución del cuadro (27).

Las arterias coronarias de estos pacientes son con frecuencia angiograficamente normales. Algunos autores han descrito lesiones

11

coronarias no significativas en los pacientes diagnosticados de Síndrome de Tako-Tsubo, aunque no correspondían con la región apical (22,31).

El pronóstico es benigno, tanto si se compara con los infartos con elevación del ST   como con infartos sin elevación del segmento ST (21, 26). No obstante, esta enfermedad no está exenta de complicaciones graves, de las que la insuficiencia cardíaca es la más frecuente en torno al 13-23% (26). Las recurrencias son raras. En la bibliografía se estiman alrededor del 3% (23).

La mortalidad en este síndrome es baja en comparación con la del IAM (menor del 2% en el conjunto de casos), tanto en la fase hospitalaria como tras el alta.

La evolución clínica es buena, a los pocos días se produce la reversibilidad de la disfunción ventricular izquierda, con retorno a la función basal o con una disfunción ventricular muy ligera no incapacitante (28,32).

No hay recomendaciones terapéuticas claras, y éstas se limitan al tratamiento habitual de los síndromes coronarios agudos, de las complicaciones, y a sugerir el uso de betabloqueantes, con la idea de contrarrestar el teórico efecto de las catecolaminas (25). Por similitud con el tratamiento con el feocromocitoma, en el que se asocian alfabloqueantes y betabloqueantes, se podría considerar adecuado el tratamiento con carvedilol (efecto bloqueante alfa y beta, no cardioespecífico), aunque no hay ensayos clínicos aleatorizados al respecto. En algunos casos, durante la presentación clínica, la situación hemodinámica puede ser tan delicada que el paciente precise aporte de líquidos, fármacos vasoactivos e inotrópicos (fenilefrina)

(30), intubación orotraqueal e incluso balón de contrapulsación u otro tipo de soporte mecánico (31). Es importante descartar la presencia de obstrucción al tracto de salida del ventrículo izquierdo con ecocardiografía, en pacientes inestables o hipotensos. Cabe destacar la importancia de la anticoagulación durante el momento agudo en las formas no complicadas y durante el tiempo necesario en pacientes en los que se ha objetivado un trombo intracavitario o hay disfunción ventricular grave (FEVI ≤ 35%), con la intención de prevenir los fenómenos embólicos (29). Empíricamente, se aconseja el mantenimiento con betabloqueantes.

Asimismo, algunos autores recomiendan en los pacientes con este síndrome realizar un seguimiento anual hasta conocer mejor la historia natural de la enfermedad.

Los estudios realizados hasta el momento en relación con el síndrome de Tako-Tsubo cuentan con un pequeño número de pacientes y analizan sólo aspectos parciales. Por ello, nos hemos planteado realizar un trabajo que analice las características de esta enfermedad en un amplio grupo de varones y mujeres con el fin de mejorar su conocimiento y manejo.

2. OBJETIVOS

1.   Describir las características epidemiológicas y clínicas de los pacientes diagnosticados de un síndrome de Tako-Tsubo en nuestro hospital y analizar las posibles diferencias entre ambos sexos

2. Valorar la utilidad de las pruebas diagnósticas en este síndrome

3. Analizar la mortalidad en estos pacientes

3. MATERIAL Y METODOS

3.1 TIPO DE ESTUDIO

Se trata de un estudio descriptivo de los pacientes con Síndrome de Tako-Tsubo diagnosticados en el hospital Universitario Marqués de Valdecilla. El periodo de estudio es desde Enero del 2008 (fecha desde la que se codifica en el CIE dicho síndrome) hasta Enero del 2014.

3.2 POBLACIÓN ESTUDIADA

Se revisarán las historias clínicas con el diagnóstico de Síndrome de Tako-Tsubo con código CIE 429,83 en el hospital Universitario Marqués de Valdecilla (Santander).

3.3 VARIABLES ESTUDIADAS

VARIABLES EPIDEMIOLÓGICAS Y CLÍNICAS

- **Edad** (en años)
- **Sexo:** 1 (Mujer), 2 (Hombre)
- **Servicio de Ingreso:** 1 (Cardiología), 2 (UCI), 3 (UARH), 4 (otros)
- **Estado Civil:** 1 (soltero/a), 2 (casado/a), 3 (viudo/a)
- **Profesión:** 1(empleado/a), 2 (Ama-casa) 3 (jubilado/a), 4 (en paro)
- **Hábito tabáquico:** 1 (activo), 2 (no), 3 (ex-fumador)
- **Numero de paquetes/año**

- **Consumo alcohol:** 1 (si), 2 (no), 3 (ex-bebedor)

- **Gramos de etanol:** gr/día

- **Menopausia en las mujeres:** 1 (si); 2 (no)

- **Antecedentes familiares de enfermedad cardiovascular:** 1(si), 2 (no)

- **Obesidad considerado por IMC** >25 kg/m²: 1 (si), 2 (no)

- **Antecedentes personales de hipertensión arterial (**definiendo HTA cifras mayor a TAS 140 y/o TAD 85); 1(si), 2(no)

- **Antecedente personal de Diabetes Mellitus tipo 2**: 1 (si), 2 (no)

- **Dislipemia:** (cifras de colesterol total mayor de 240 mg/dl): 1 (si), 2 (no)

- **Antecedente personal de enfermedad cardiovascular** (padecimiento previo de IAM o valvulopatías): 1 (si), 2 (no)

- **Antecedentes personales de fibrilación auricular (FA):** 1(si), 2(no)

- **Antecedentes personales de asma:** 1 (si), 2 (no)

- **Antecedentes personales de neoplasia** 1 (si), 2 (no)

- **Antecedentes personales de osteoporosis:** 1 (si), 2 (no)

- **Síndrome ansioso-depresivo:** 1 (si), 2 (no)

- **Situación vital estresante desencadenante**: 1 (si), 2 (no)

- **Factor desencadenante:**
  - **a. Presencia de TCE:** 1 (si), 2 (no)
  - **b. Presencia de Hemorragia craneal :** 1 (si), 2 (no)
  - **c. Presencia de sepsis:** 1 (si), 2 (no)
  - **d. Intervención quirúrgica actual:** 1 (si), 2 (no)

- **Situación estrés precipitantes**: 1.fallecimiento familiar, 2.accidente tráfico, 3. discusión familiar , etc

- **Dolor torácico en reposo:** 1(si), 2 (no)

- **Dolor torácico con el ejercicio físico:** 1 (si), 2 (no)

- **Disnea:** 1 (si), 2 (no)

- **Arritmia cardiaca actual por FA:** 1 (si), 2 (no)

VARIABLES DE PRUEBAS DIAGNÓSTICAS

- **ECG:** 1 (normal), 2 (anormal: alteraciones en la repolarización).

- **ECG anormal en cara**: 1 (anterior), 2 (lateral), 3 (posterior), 4 (inferior)

- **Enzimas cardiacas** troponina (µg/l); siendo valores de normalidad (0-0,01 µg/l); mediante ELISA.

- **Enzimas cardiacas** creatinkinasa (U/L); siendo valores de normalidad 0-190 U/L en varones, y 0-170 U/L en mujeres; mediante ELISA.

- **Radiografía de Tórax PA:** 1 (normal), 2 (anormal; la presencia de infiltrado parenquimatoso de tipo intersticial, lobar o alveolar)

- **ECO- TT (transtorácico):** 1 (normal), 2 (disquinesia VI), 3 (aquinesia VI)

- **Localización de la disquinesia-aquinesia**: 1 (anterior), 2 (lateral), 3 (septal), 4 (apical), 5 (inferior)

- **Fracción de eyección VI (%) al diagnóstico**

- **Valvulopatía por ECO-TT:** Aórtica (1), Mitral (2), Tricuspídea (3)

- **Derrame pericárdico por ECO-TT:** 1 (si), 2 (no)

- **Pericarditis por ECO-TT**: 1 (si), 2 (no)

- **Trombo cardiaco por ECO-TT**: 1 (si), 2 (no)

- **ECO-TT control**: 1 (normal), 2 (anormal)

- **Fecha del ECO-TT control**

- **FE del VI por ECOTT:** 1 (15-20%), 2 (20-25%), 3 (25-50%) 4 (˃ 50%)

- **Coronariografía (CNG):** 1 (realizada), 2 (no realizada)

- **CNG:** 1 (normal), 2 (lesiones coronarias mínimas: las que ocupan un 5-10% de las estenosis del vaso), 3 (lesiones importantes > 10% de la estenosis del vaso)

OTRAS VARIABLES:

- **Uso de anticoagulación:** 1(si), 2 (no)

- **Uso de antiagregación**: 1(si), 2(no)

- **Uso de Beta-bloqueantes:** 1(si), 2 (no)

- **Uso de IECAS:** 1(si), 2 (no)

- **Uso de ansiolíticos**: 1 (si), 2 (no)

- **Mortalidad:** 1(si); 2(no)

- **Evolución post-clínica**: 1 (asintomático); 2 (disnea)

- **Complicaciones posteriores**: 1(si); 2(no)

- **Tipo de complicaciones:** 1 (EAP), 2 (trombo cardiaco), 3 (Infección), 4 (pericarditis)

3.4. ANALISIS ESTADISTICO

Todos los datos serán incluidos en el paquete estadístico SPSS software (Stadistical Package for Social Sciences, Chicago, IL, USA) para su posterior procesamiento. Cada variable se estudiará para evaluar su distribución paramétrica o no paramétrica con el test de Kolmogorov-Smirnov. Los datos se expresarán con la media ± desviación estándar (DE). Para detectar las diferencias entre dos grupos de variables cuantitativas se utilizará la T de Student o el test de Mann-Whitney, y entre dos grupos de variables cualitativas la Chi^2.

4. RESULTADOS PRELIMINARES

Hasta el momento actual se han estudiado 41 pacientes. Se han excluido tras la revisión de las historias clínicas 3 pacientes por no cumplir criterios de inclusión de Tako-tsubo al estar mal codificados. Se incluyen en el trabajo 38 casos. El 76% son mujeres (29 casos) y el 24% varones (9) (Gráfico 1). La media de edad es de 62±9 en las mujeres y de 60±1 en los varones. El 65% de las mujeres son menopáusicas. En la tabla 3 se muestran las características del total de la población y por sexos.

Grafico 1.

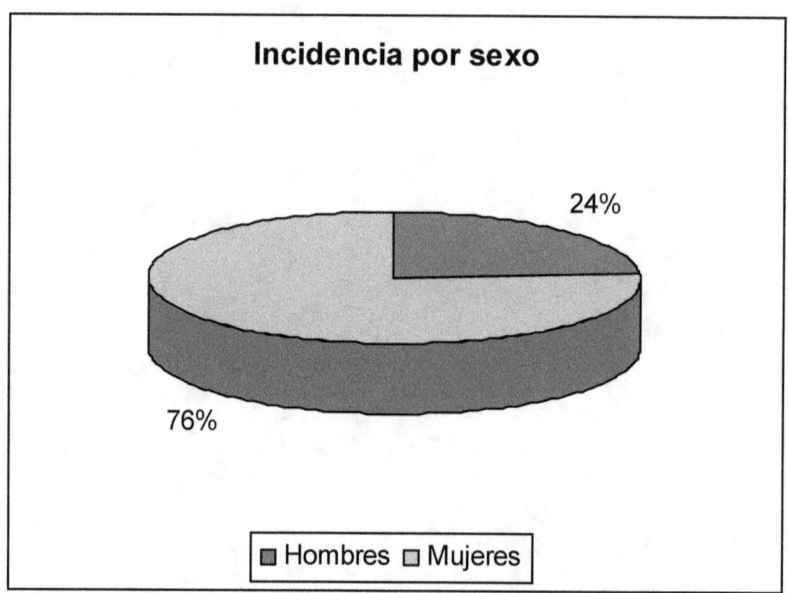

Tabla 3. Características epidemiológicas y clínicas

	TOTAL N= 38	VARONES N=9	MUJERES N=29
Edad (años)	62±8	60±1	62±9
Servicio ingreso n(%):	38 (100%)	9 (24%)	29 (76%)
- **Cardiología**	32 (80%)	6 (67%)	26 (69%)
- **UCI**	2 (20%)	2 (22%)	0 (0%)
- **UARH**	4 (10%)	1 (11%)	3 (7%)
Fallecimiento n (%):			
- **Sí**	4 (10%)	1 (2%)	3 (8%)
- **No**	34 (90%)	8 (21%)	26 (68%)

Media ± DE

La distribución de los FRCV (factores de riesgo cardiovascular) se muestra en el *Gráfico 2*. Lo más llamativo es la alta prevalencia de hipertensión arterial (68%). El porcentaje de pacientes fumadores y con dislipemia fue del 53% y 42% respectivamente.

Gráfico 2. FRCV en ambos sexos.

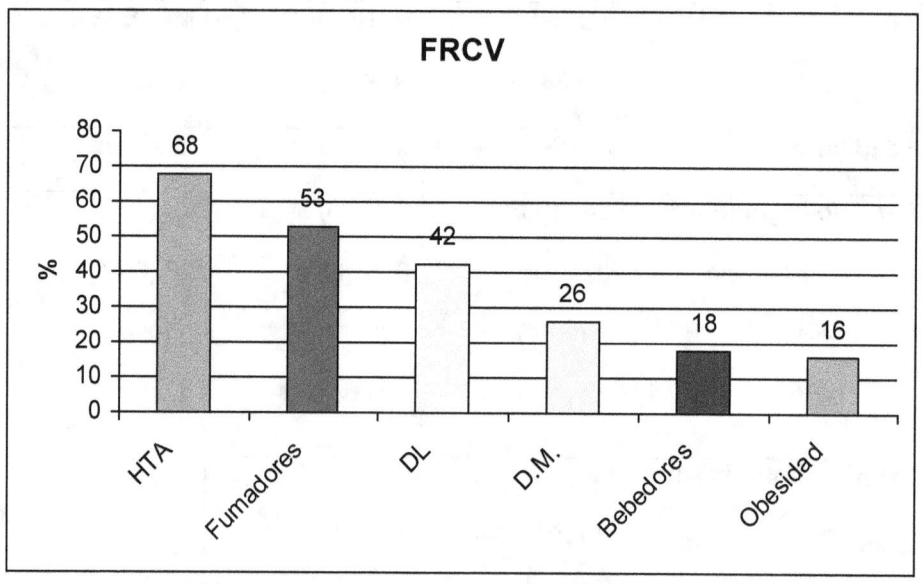

El *gráfico 3* compara los FRCV por sexos. Se evidencia que el porcentaje de bebedores es mayor en los varones y el de fumadores mayor en las mujeres. El consumo medio de gramos de etanol/día fue de 40gr/día y el de cigarrillos fue de 20 paquetes/año.

El 52% de hipertensos son mujeres. La obesidad sigue un patrón muy similar en ambos sexos (50%).

Gráfico 3.

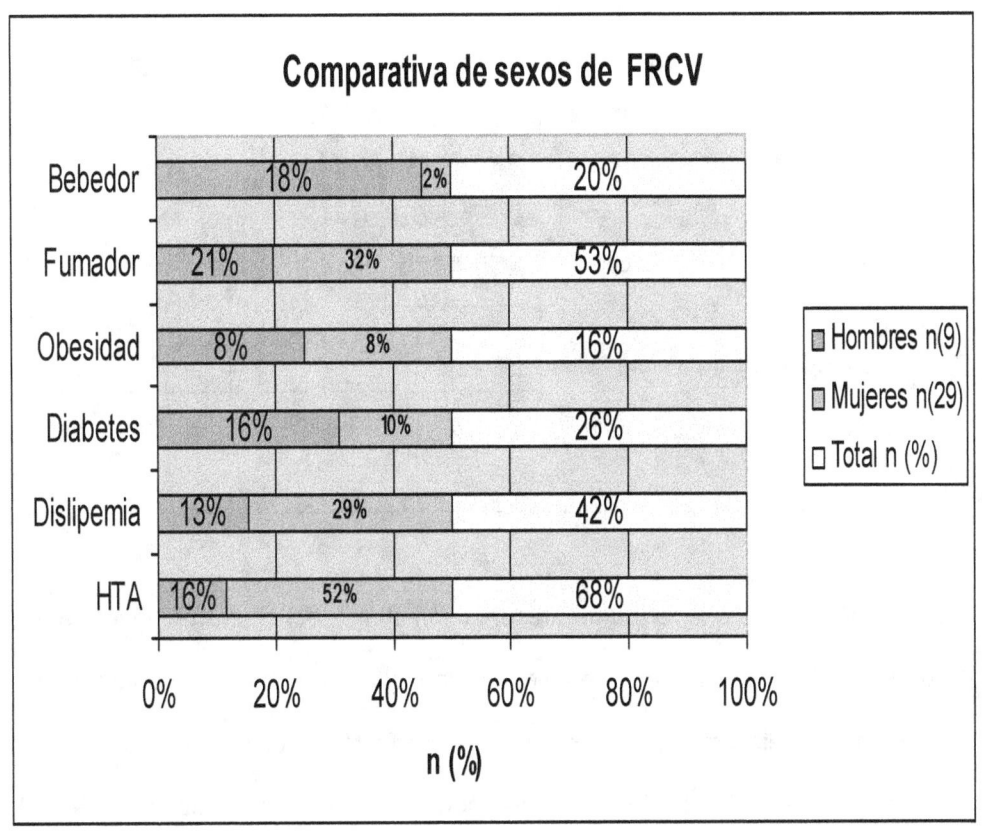

En cuanto a los antecedentes personales encontrados, el síndrome ansioso-depresivo y el asma son muy prevalentes, ya que aparecen hasta en un 25% de los casos. El 26% de los pacientes padecen una fibrilación auricular. Un 16% de las mujeres postmenopáusicas padecen osteoporosis (Gráfico 4).

Gráfico 4. Antecedentes personales en ambos sexos.

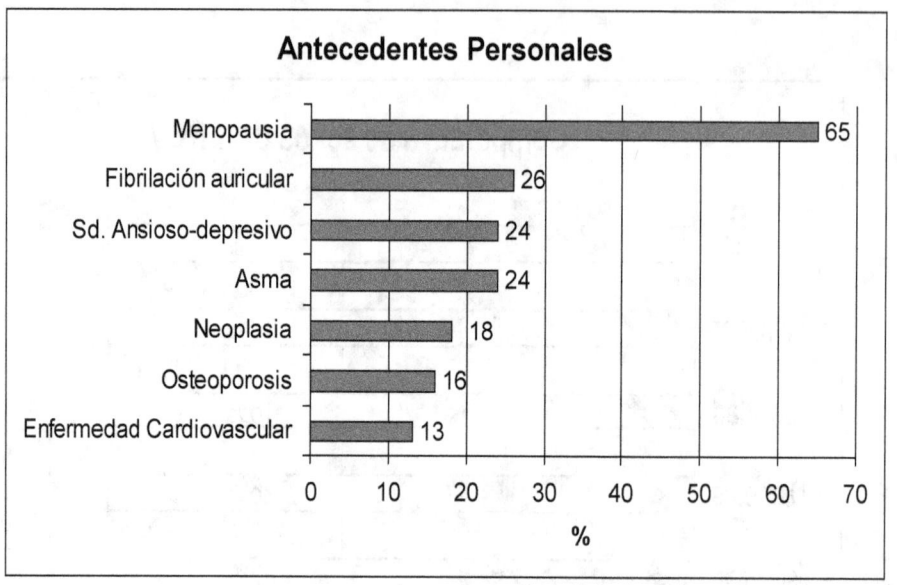

En cuanto a la forma de presentación clínica del síndrome encontramos que el 71% de las mujeres tienen una situación vital estresante previa (Gráfico 5) (fallecimiento de un familiar, una fuerte discusión familiar, y sobre todo en el contexto de personas con un síndrome ansioso-depresivo), mientras que en los hombres, no encontramos como factor desencadenante una situación vital estresante en ninguno de los casos, y si una enfermedad grave o un fallo multiorganico en el contexto de enfermedades como una sepsis de origen respiratorio o urinario, una complicación de una cirugia, un hematoma craneal o un TCE (Gráfico 5).

No hubo ningún caso con el diagnóstico previo de enfermedad psiquiátrica (esquizofrenia, trastorno bipolar, trastornos de la personalidad, etc..).

Gráfico 5. Factores desencadenantes en ambos sexos.

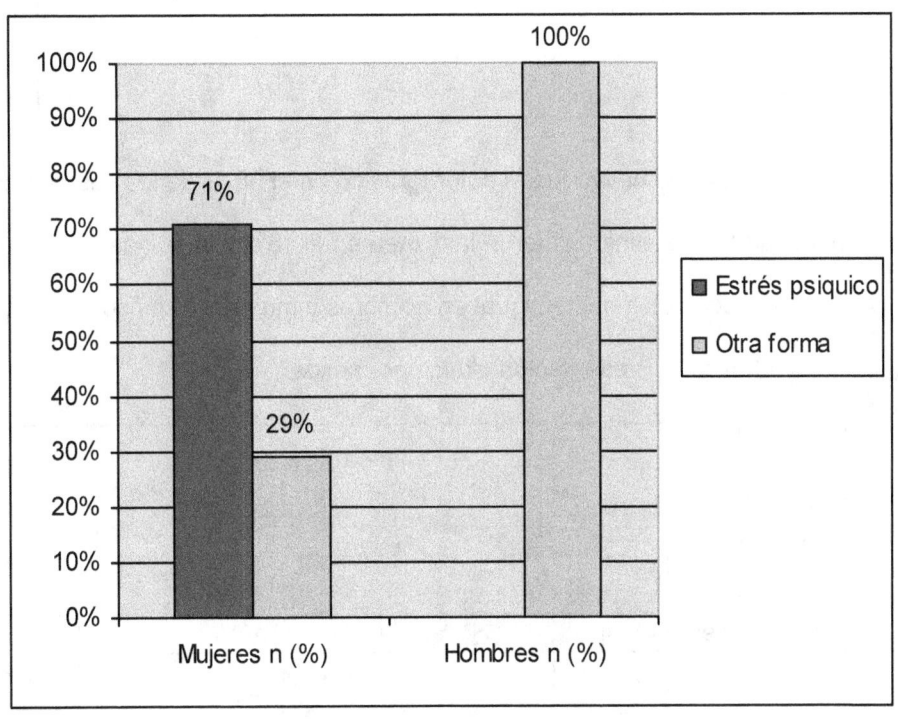

Los síntomas de presentación clínica del Sd. Tako-tsubo se muestran en el gráfico 6.

Gráfico 6. Presentación clínica en ambos sexos.

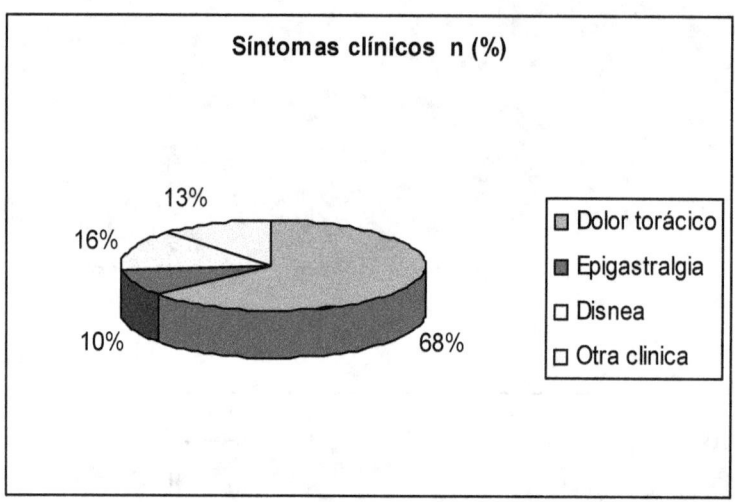

Síntomas clínicos n (%)

- Dolor torácico
- Epigastralgia
- Disnea
- Otra clinica

Lo mas llamativo fue el dolor torácico en el 68 % de los casos. Otras manifestaciones clínicas fueron la disnea en el 16% y la epigastralgia en el 10%, siendo la distribución igual en hombres y mujeres (Gráfico 7).

Gráfico 7. Presentación clínica por sexos.

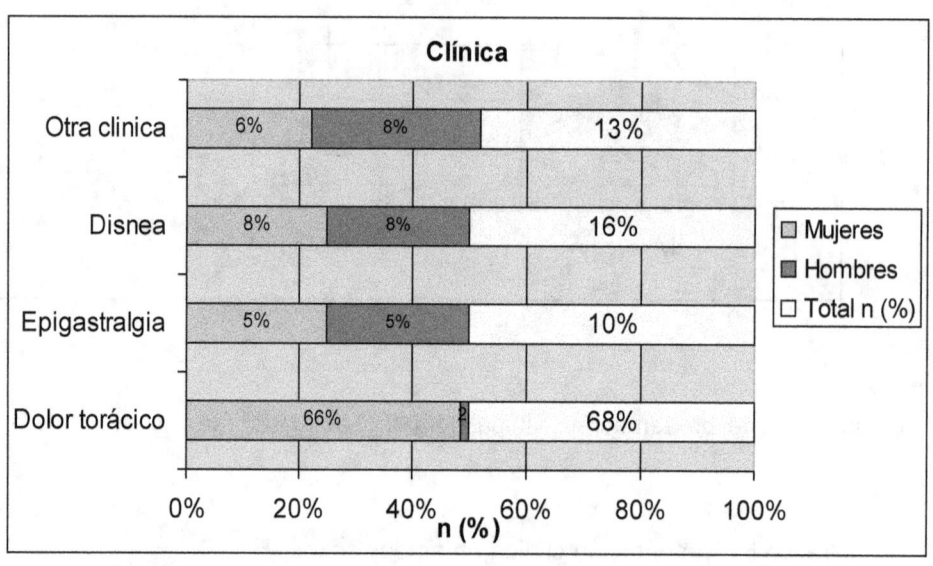

Comprobamos como el Síndrome de Tako-Tsubo no aparece siempre, como al principio se pensó, en el contexto de un dolor centrotorácico similar al de un síndrome coronario, si no que lo podemos encontrar con otras

26

manifestaciones clínicas.

En cuanto a las alteraciones ECG previas al diagnóstico, el 26% de los casos tenían alteraciones del ritmo cardiaco, siendo lo más frecuente una arritmia cardiaca por fibrilación auricular en el 21%. Solo encontramos 2 casos en los que la arritmia no fuera una Fibrilación auricular (una Taquicardia ventricular con posterior FV y un bloqueo aurículo-ventricular) (Gráfico 8).

Gráfico 8. Porcentaje de pacientes con arritmias.

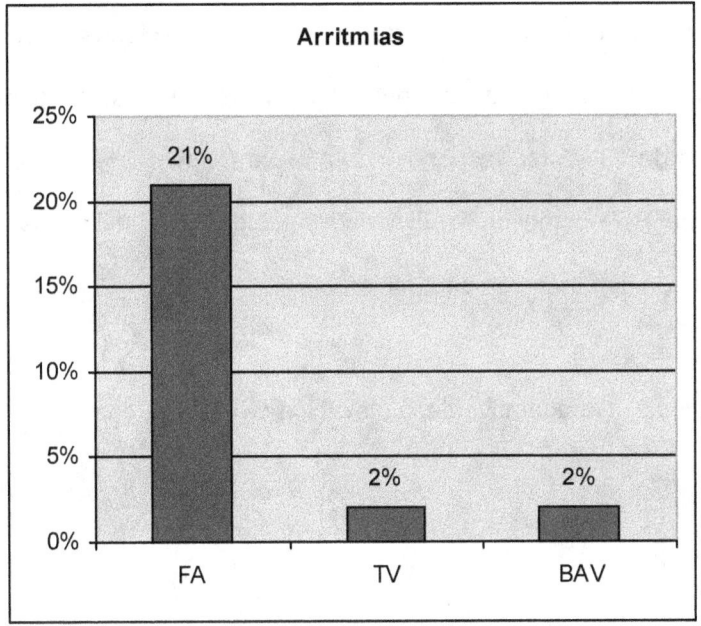

El ECG en el contexto del síndrome mostró cambios en el 80% de los casos, que consistieron en una elevación del ST en el 80% de las veces y en el 70% T negativa residual *(Tabla 4). L*os resultados no difieren entre sexos.

Tabla 4.

Valores ECG n (38)	Cara antero-lateral	Cara inferior
T negativa n (%)	26 (70%)	5 (13%)
Elevación ST n (%)	30 (80%)	6 (15%)
Descenso ST n (%)	4 (10%)	2 (5%)

En lo que se refiere a la afectación de las derivaciones precordiales se refleja en los gráficos 9 y 10. La afectación más frecuente se encuentra en las precordiales de V3-V5 (correspondiendo a la cara antero-lateral), tanto para la elevación de S-T, como en la T negativa residual. Se evidencia el mismo patrón tanto en hombres como en mujeres.

Gráfico 9. Comparativa de la elevación S-T (EST) con la T negativa (T-) ambos sexos.

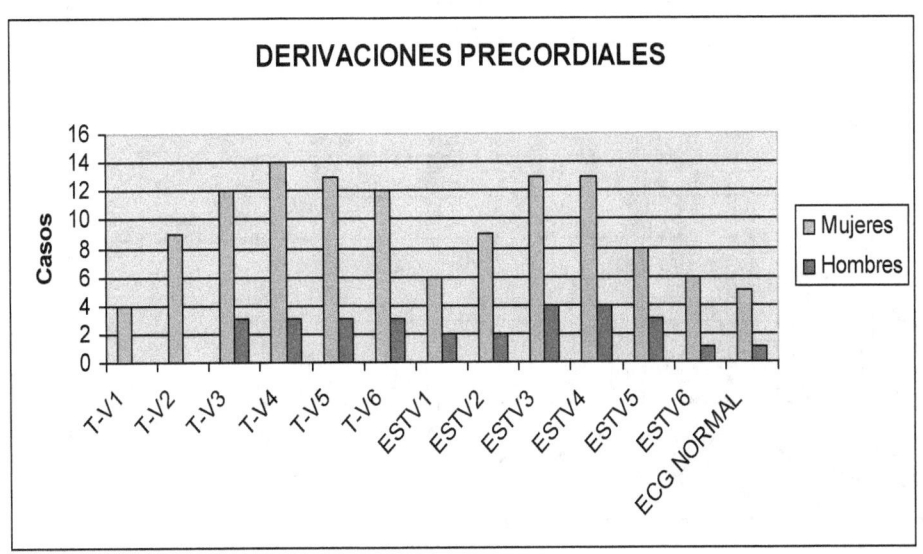

Estando representadas (T-V1.....T-V6), siendo la T negativa de V1 a V6, y (ESTV1.....ESTV6), siendo esto la Elevación de S-T de V1 a V6.

El gráfico 10 compara los cambios eléctricos encontrados. En él, se refleja el número de personas con EST (Elevación S-T) en comparación con el DST (descenso del ST). Como se puede comprobar, en la gran mayoría de los casos el cambio eléctrico encontrado es una elevación del S-T, que sigue el mismo patrón en ambos sexos. Tanto en hombres como en las mujeres el descenso de S-T fue poco significativo y en las mujeres únicamente se encuentra en la cara septal (V1-V2).

Gráfico 10.

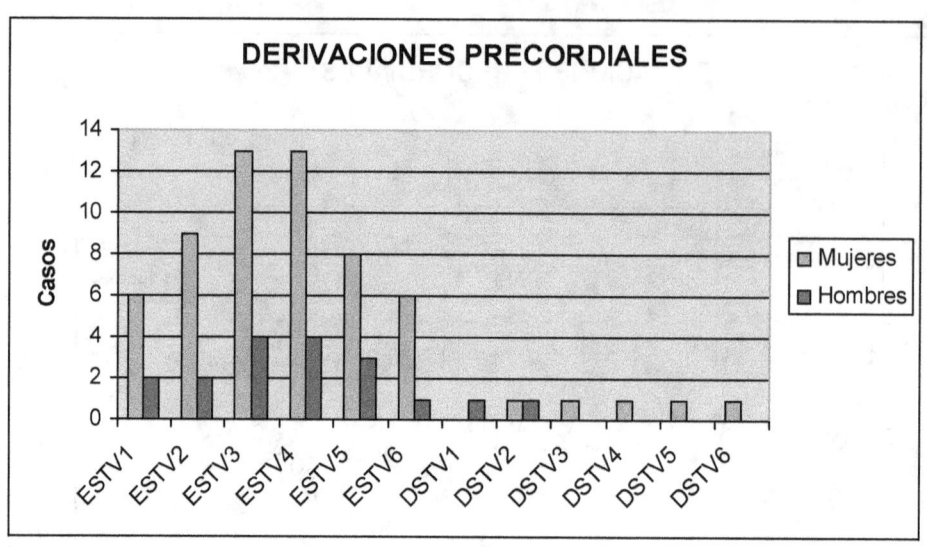

DERIVACIONES PRECORDIALES

Para continuar con los resultados de las pruebas complementarias; el 79% de las pacientes presentó una movilización enzimática tanto en la troponina como en la CK-MB (creatinkinasa miocardio-específica), en la mayoría de los casos dicha elevación fue discreta.

La media de la troponina fue 6,5±3,0 µg/L (gráfico 11) y la de CK-MB de 197 U/L (gráfico 12). La media de los valores de las enzimas cardiacas en los varones fue menor que en las mujeres.

Gráfico 11. Valores de la troponina en ambos sexos.

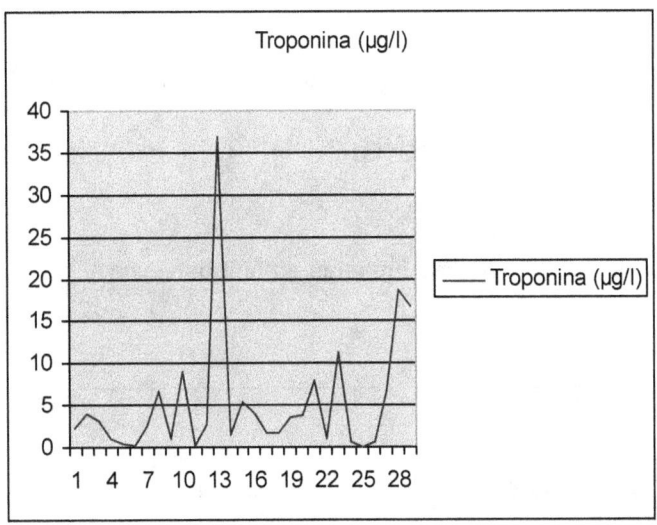

Gráfico 12. Valores de las enzimas en el total.

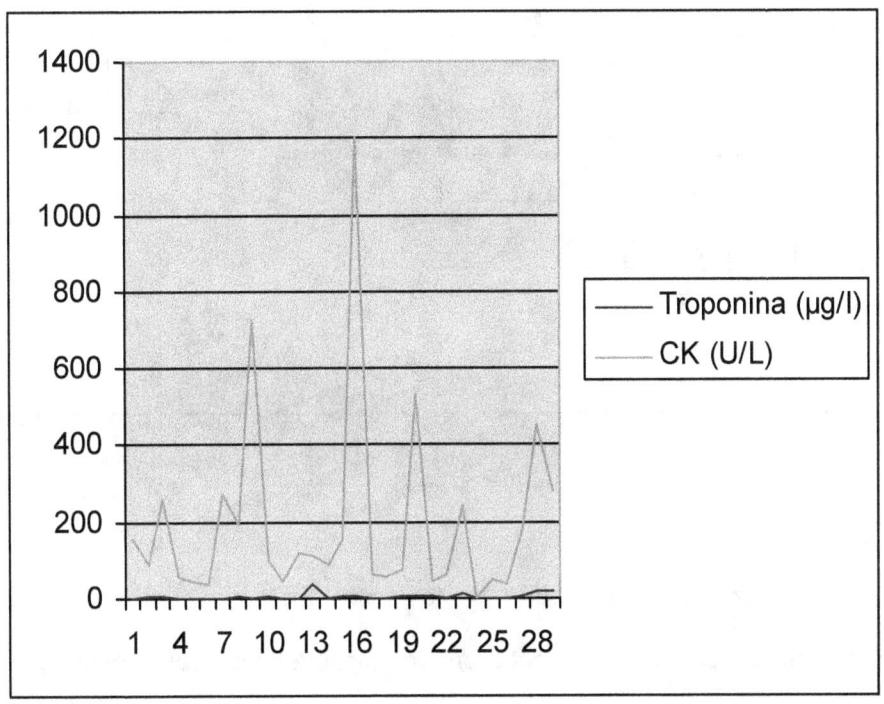

En el gráfico 13 se comparan los valores de Troponina y de CK-MB en ambos sexos. La media de la Ck-MB en los varones fue mas alta (45,78 U/L).

Gráfico 13. Valores de las enzimas en ambos sexos.

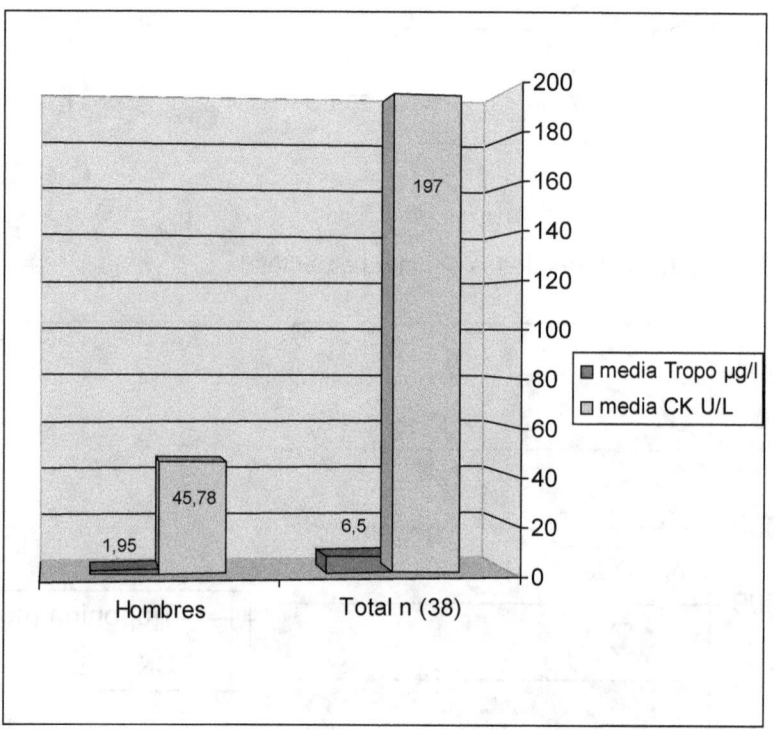

Se realizó Eco TT en el 95% de los casos. En la mayoría (95%) existió una aquinesia-hipoquinesia apical o antero apical del ventrículo izquierdo. En los casos revisados algunos especialistas hablan de aquinesia/hipoquinesia apical extensa (Tabla 5), cuando la afectación encontrada ocupa la cara anterior, lateral, y septal del ventrículo izquierdo.

Tabla 5. Resultados de la ECO-TT

	MUJERES n (29)	HOMBRES n(9)	TOTAL n (38)
Hipoquinesia Anteroapical VI n (%)	33 (87%)	3 (8%)	36 (95%)
Hipoquinesia Extensa n (%)	1 (3%)	3 (33)%	4 (36)%
Tako-tsubo invertido n (%)	1 (3%)	1 (11%)	2 (14%)
Fracción eyección normal n (%)	2 (7%)	0 (0%)	2 (18%)
Fracción VI Alterada n (%)	33 (87%)	3 (8%)	36 (95%)

Dos pacientes tenían un Tako-Tsubo invertido en el ECO-TT (una hipoquinesia de la región basal cardiaca con hipercontractilidad del segmento apical).

Se encuentran lesiones valvulares en un 29% de los casos, siendo la Insuficiencia

mitral la afectación mas encontrada en un 16 % de las mujeres (Gráfico 14). La fracción de eyección (FE) del ventrículo izquierdo se deterioró en el 95% siendo la FE media del 30% tras el episodio. Al alta en el 100% de los pacientes se objetiva una recuperación de la contractilidad del VI (FE residual > 50%). En la totalidad de los casos se recuperó pasados los 3 meses.

Gráfico 14. Lesiones valvulares

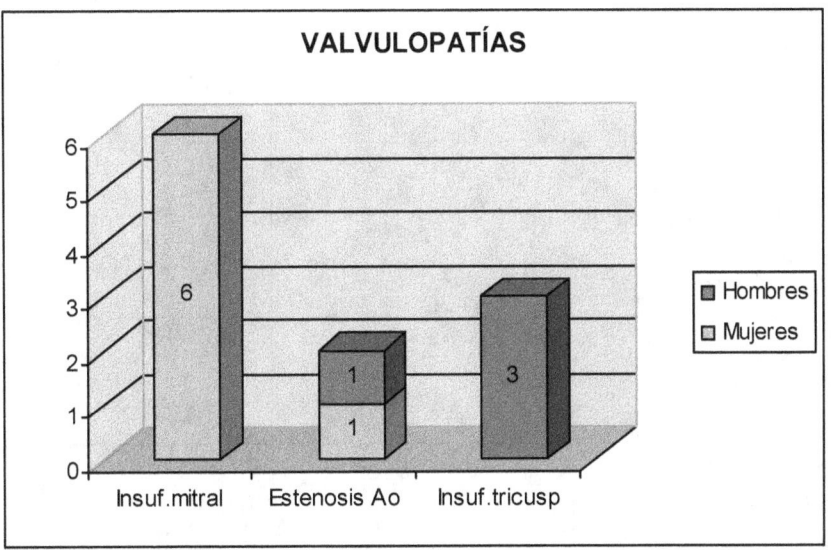

Se realizó una coronariografía en el 76% de los casos. El 60% de los pacientes no presentan alteraciones morfológicas en las arterias coronarias (Tabla 6)

El 40% de los casos presentaban alteraciones morfológicas en las arterias coronarias, dichas lesiones no justificaban las alteraciones contráctiles descritas, ya que no se correspondían con el territorio hipo-contractil irrigado, y las lesiones encontradas eran mínimamente significativas (< del 25% en una arteria coronaria).

Tabla 6. Coronariografía en ambos sexos.

Coronariografía	Pacientes Total n (38)	Mujeres n (29)	Hombres n (9)
Normal n (%)	22 (60%)	19 (66%)	3 (34%)
Anormal n (%)	7 (16%)	5 (17%)	2 (22%)
No realizada n (%)	9 (24%)	5 (17%)	4 (44%)

En lo referente al tratamiento, los fármacos más usados se muestran en el grafico 15. El 50% recibió tratamiento con acido acetilsalicílico mas IECA, y prácticamente el 50% con B-bloqueante y estatinas. Únicamente en el 26% de los pacientes recibieron tratamiento con anticoagulación.

Gráfico 15.

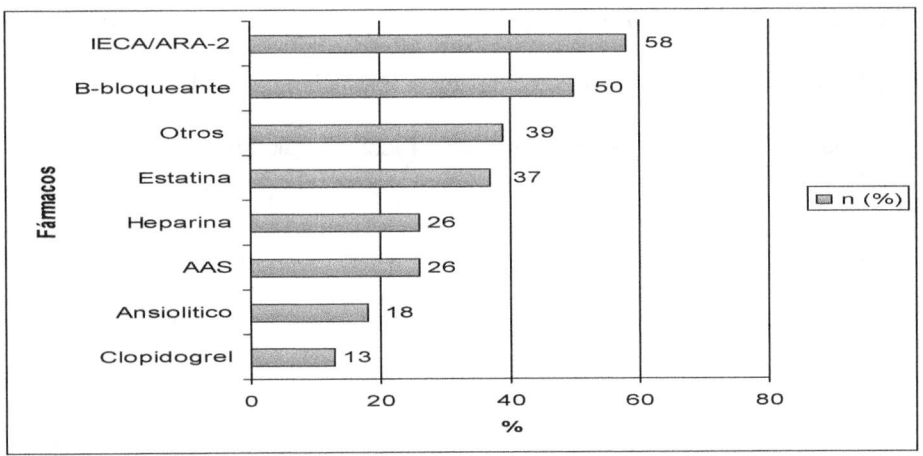

En la comparación según sexos es llamativo que en los hombres se usaron mas IECAS / ARA-2 y AAS, mientras que en las mujeres las estatinas, B-bloqueantes y ansiolíticos. El 24% de los pacientes usaban ansiolíticos (todas mujeres) (Gráfico 16).

Gráfico 16.

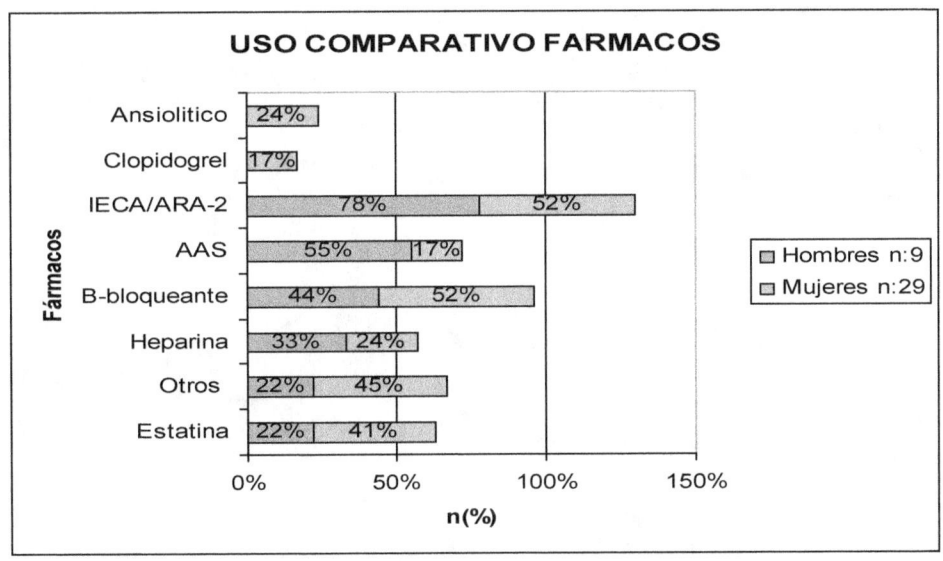

El 90 % de los pacientes con Tako-Tsubo evolucionó favorablemente a los pocos días. El 39 % presentaron complicaciones durante su estancia en el hospital. Las más frecuentemente fueron la Insuficiencia cardiaca, la anemia, la trombosis cardiaca, la pericarditis y las infecciones sistémicas (gráfico 17).

Gráfico 17.

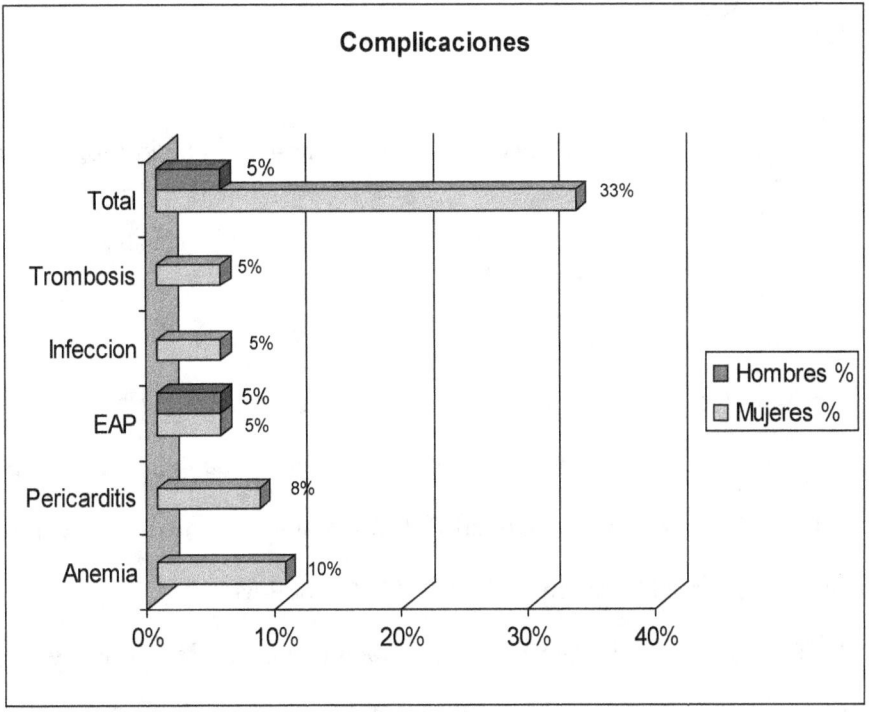

La mortalidad fue del 10% (3 mujeres y 1 hombre). En 3 casos por un hematoma craneal y una persona falleció tras un transplante pulmonar. La media de edad fue de 39±5.

En 2 casos se repite el episodio de S. de Tako-tsubo. En una mujer a los 3 años y en un varón a los 3 meses del diagnóstico.

5. BIBLIOGRAFIA

1. Sato H, Tateishi H, Uchida.T. Takotsubo-type cardiomyophaty due to multivessel spasm

Tokio. Kagakuhyouronsya Co.1990; 26: 56-64

2. Tsuchihashi K, Ueshima K, Uchida T, Oh-mura, Kimura K, Owa M. Transient left ventricular apical ballooning without coronary artery stenosis: a novel heart symdrome mimicking acute myodardial infartaction 2001; 35:8-11

3. Pavin D, LE Breton H, Daubert C. Human stress cardiomyophaty mimicking acute myocardial symdrome. Heart 1997; 22: 509-511

4. Theodoros D, Karamitsos MD, Sacha Bull, Vanessa Ferreira. Acute Myocarditis mimicking reverse Takotsubo cardiomyopathy ,Circulation 2011; 123: 226-227

5. Bybee KA , Prasad A. Stress related cardiomyophaty syndrome. Circulation 2008; 15: 118-397

6. Ogura R, Hiasa Y, Takahashi T, Yamaguchi K, Fujiwara K, Ohara Y. Specific findings of the standard 12-lead ECG in patients with 'takotsubo' cardiomyopathy: comparison with the findings of acute anterior myocardial infarction. Circ J 2003; 67: 687-690.

7. Ibanez B, Navarro F, Farre J, Marcos-Alberca P, Orejas M, Rabago R, et al. Tako-tsubo syndrome associated with a long course of the left anterior descending coronary artery along the apical diaphragmatic surface of the left ventricle. Rev Esp Cardiol 2004;57: 209-12.

8. Kurisus S, Sato H, Kewage T, Jshiajara M. Tako-tsubo left ventricular disfuntion with ST segment elevation: Am Heart J.2002.143; 448-55

9. Fazio G, Pizzuto C, Barbaro G, Sutera L, Incalcaterra E, Evola G. Chronic pharmacological treatment in takotsubo cardiomyopathy. Int J Cardiol 2008; 127:121-123.

10. Sachio K, Akira K, Hitonobu T; Takotsubo Cardiomyopathy Study Group. Guidelines for Diagnosis of Takotsubo (Ampulla) Cardiomyopathy. Circ J 2007; 71: 990-992.

11. Lyon AR, Rees PS, Prasad S, Poole-Wilson PA, Harding SE. Stress (Takotsubo) cardiomyopathy- a novel pathophysiological hypothesis to explain catecholamine-induced acute myocardial stunning. Nat Clin Pract Cardiovasc Med 2008;5:22-9.

12. Gianni M, Dentali F, Grandi AM, Sumner G, Hiralal R, Lonn E. Apical ballooning syndrome or takotsubo cardiomyopathy: a systematic review. Eur Heart J 2006;27:1523-9.

13. Dote K, Sato H, Tateishi H, Uchida T, Ishihara M. Myocardial stunning due to simultaneous multivessel coronary spasms: a review of 5 cases. J Cardiol 1991;21:203-14

14. Nef HM, Mollmann H, Elsasser A. Tako-tsubo cardiomyopathy (apical ballooning). Heart 2007;93:1309-15.

15. Barriales R, Bilbao R, Iglesias E, Bayón N, Mantilla G, Penas M. Síndrome de discinesia apical transitoria sin lesiones coronarias: importancia del gradiente intraventricular. Rev Esp Cardiol 2004;57:85-8.

16. Ibañez B, Navarro F, Farré J, Marcos-Alberca P, Orejas M, Rábago R.

Asociación del síndrome de Takotsubo con la arteria coronaria DA en extensa distribución por el segmento diafragmático. Rev Esp Cardiología 2004; 57: 209-16

17. Bybee KA, Prasad A. Stress-related cardiomyopathy syndromes. Circulation 2008;118:397-409.

18. Abe Y, Kondo M. Apical ballooning of the left ventricle: a distinct entity? Heart 2003;89:974-6.

19. Prasad A. Apical ballooning syndrome: an important differential diagnosis of acute myocardial infarction. Circulation 2007; 115:e56-9.

20. Prasad A, Lerman A, Rihal CS. Apical ballooning syndrome (Tako- Tsubo or stress cardiomyopathy): a mimic of acute myocardial infarction. Am Heart J 2008;155:408-17.

21. Ueyama T, Ishikura F, Matsuda A, Asanuma T, Ueda K, Ichinose M, et al. Chronic estrogen supplementation following ovariectomy improves the emotional stress-induced cardiovascular responses by indirect action on the nervous system and by direct action on the heart. Circ J 2007;71:565-73.

22. Donohue D, Movahed MR. Clinical characteristics, demographics and prognosis of transient left ventricular apical ballooning syndrome. Heart Fail Rev 2005;10:311-6.

23. Kurowski V, Kaiser A, von Hof K, Killermann DP, Mayer B, Hartmann F, et al. Apical and midventricular transient left ventricular dysfunction syndrome (tako-tsubo cardiomyopathy): frequency, mechanisms, and prognosis. Chest 2007;132:809-16.

24. Bybee KA, Prasad A. Stress-related cardiomyopathy syndromes. Circulation 2008;118:397-409.

25. Gould KL, Carabello BA. Why angina in aortic stenosis with normal coronary arteriograms?. Circulation 2003;107:3170-5.

26. Giani M, Dentali F, Grandi AM, Sumner, Hiralal R, Lonn E. Apical ballooning syndrome or tako-tsubo cardiomyopathy : a systematic review. Eur Heart J 2006;27:1523-9

27. Bybee KA, Prasad A, Barsness GW, Lerman A, Jaffe AS, Murphy JG, et al. Clinical characteristics and thrombolysis in myocardial infarction frame counts in women with transient left ventricular apical ballooning syndrome. Am J Cardiol 2004;94:343-6.

28. Shah D, Sugeng L, Goonewardena S, Coon P, Lang R. Tako-Tsubo cardiomyopathy. Circulation 2006; 113: e762.

29. Ando G, Saporito F, Trio O, Cerrito M, Oreto G, Arrigo F. Systemic embolism in takotsubo syndrome. Int J Cardiol 2009;134:42-3.

30. Brewington SD, Abbas AA, Dixon SR, Grines CL, O'Neill WW. Reproducible microvascular dysfunction with dobutamine infusion in Takotsubo cardiomyopathy presenting with ST segment elevation. Catheter Cardiovasc Interv 2006;68:769-74

31. Padayachee L. Levosimendan: the inotrope of choice in cardiogenic shock secondary to takotsubo cardiomyopathy? Heart Lung Circ 2007;16 Suppl 3:S65-70.

32. Haghi D, Athanasiadis A, Papavassiliu T, Suselbeck T, Fluechter S, Mahrholdt H, et al. Right ventricular involvement in Takotsubo cardiomyopathy. Eur Heart J 2006;27:2433-9.

Revisión del síndrome de Tako-Tsubo en el Hospital Universitario Marqués de Valdecilla.

Edita: Alicia Ruiz Cosío

www.ingramcontent.com/pod-product-compliance
Lightning Source LLC
Chambersburg PA
CBHW081308180526
45170CB00007B/2615